CITOLOGIA
Descomplicada

CECÍLIA JULIANI AURÉLIO

CITOLOGIA
Descomplicada

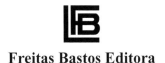

Freitas Bastos Editora

Copyright © 2022 by Cecília Juliani Aurélio.
Todos os direitos reservados e protegidos pela Lei 9.610, de 19.2.1998.
É proibida a reprodução total ou parcial, por quaisquer meios,
bem como a produção de apostilas, sem autorização prévia,
por escrito, da Editora.

Direitos exclusivos da edição e distribuição em língua portuguesa:

Maria Augusta Delgado Livraria, Distribuidora e Editora

Editor: *Isaac D. Abulafia*
Diagramação e Capa: *Julianne P. Costa*

Dados Internacionais de Catalogação na Publicação (CIP) de acordo com ISBD

A927c   Aurélio, Cecília Juliani

Citologia Descomplicada / Cecília Juliani Aurélio. - Rio de Janeiro, RJ : Freitas Bastos, 2022.

104 p. : 15,5cm x 23cm.

Inclui bibliografia.
ISBN: 978-65-5675-193-1

1. Citologia. 2. Procariontes. 3. Eucariontes. 4. Membrana plasmática. 5. Osmose. 6. Organelas. 7. DNA. 8. RNA. 9. Mitose. 10. Respiração aeróbica. 11. Respiração anaeróbica. 12. Parede bacteriana. 13. Fotossíntese. 14. Plastos. 15. Glicólise. 16. Ciclo de Krebs. 17. Meiose. 18. Carioteca. 19. Cromatina. I. Título

2022-2507   CDD 611.018
                                                                                  CDU 576

Elaborado por Vagner Rodolfo da Silva – CRB-8/9410

Índices para catálogo sistemático:
1. Citologia 611.018
2. Citologia 576

Freitas Bastos Editora

atendimento@freitasbastos.com
www.freitasbastos.com

SUMÁRIO

CAPÍTULO:
PROCARIONTES E EUCARIONTES..1
PROCARIONTES E EUCARIONTES...1
COMPONENTES QUÍMICOS DAS CÉLULAS 3

CAPÍTULO:
MEMBRANA PLASMÁTICA 7
MEMBRANA PLASMÁTICA...7
DIFUSÃO SIMPLES 9
DIFUSÃO FACILITADA 11
OSMOSE 13
BOMBA DE SÓDIO E POTÁSSIO..15
ENDOCITOSE..16
EXOCITOSE 18

CAPÍTULO:
ORGANELAS CELULARES 21
LISOSSOMO...21
PEROXISSOMO 23
RIBOSSOMO 25
RETÍCULO ENDOPLASMÁTICO GRANULOSO............................27
RETÍCULO ENDOPLASMÁTICO NÃO GRANULOSO....................29
COMPLEXO GOLGIENSE 31
CENTRÍOLO...33
MITOCÔNDRIA..35

Citologia Descomplicada

CAPÍTULO:
NÚCLEO CELULAR **37**
CARIOTECA 39
CROMATINA 41
NUCLÉOLO E NUCLEOPLASMA 43
CROMOSSOMOS E GENES 44

CAPÍTULO:
DIVISÃO CELULAR **47**
MITOSE 47
FASES DA MITOSE 49
MEIOSE 51
MEIOSE I REDUCIONAL 52
MEIOSE II EQUACIONAL 54

CAPÍTULO:
DNA E RNA **57**
ÁCIDOS NUCLEICOS 57
DUPLICAÇÃO DO DNA 59
TRANSCRIÇÃO 60
TRADUÇÃO 62
SÍNTESE PROTEICA 63
RNA RIBOSSÔMICO 65
RNA MENSAGEIRO 66
RNA TRANSPORTADOR 67

CAPÍTULO:
METABOLISMO CELULAR **69**
RESPIRAÇÃO AERÓBICA 69
RESPIRAÇÃO ANAERÓBICA 71
FERMENTAÇÃO 72
RESPIRAÇÃO CELULAR 73
GLICÓLISE 75

CICLO DE KREBS 77
FOSFORILAÇÃO OXIDATIVA 78

CAPÍTULO:
PAREDE BACTERIANA 81
PAREDE BACTERIANA 81

CAPÍTULO:
CÉLULA VEGETAL 85
PAREDE CELULÓSICA 85
PLASTOS 87
CLOROPLASTOS 88
CROMOPLASTOS E LEUCOPLASTOS 90
FOTOSSÍNTESE 92

REFERÊNCIAS 95

PROCARIONTES E EUCARIONTES

PROCARIONTES E EUCARIONTES

🔑 PALAVRAS-CHAVE:

nucleoide – DNA circular – plasmídeo – unicelulares – pluricelulares – organelas membranosas

Células procariontes e eucariontes possuem membrana celular, citoplasma e material genético, mas há diferença estruturais entre células elas.

Bactérias, algas azuis ou cianofíceas (cianobactérias) e micoplasmas são procariontes.

A célula procarionte é uma célula primitiva, apresenta estrutura simples, caracterizada pela ausência de núcleo. Nucleoide é a região no citoplasma onde o material genético está disperso. Sua molécula de DNA circular é chamada plasmídeo. No caso de bactérias, por exemplo, o cromossomo bacteriano possui genes codificadores de proteínas, necessários para o funcionamento da célula. Nos plasmídeos, os genes codificam proteínas relacionadas a certas funções adaptativas, como a resistência a antibióticos. Não há organelas membranosas. Possuem ribossomos responsáveis pela síntese proteica. A respiração ocorre no citoplasma, por meio de enzimas localizadas na membrana plasmática. A reprodução ocorre por bipartição, com a divisão do DNA circular, e formação de duas células.

A célula eucarionte apresenta estrutura complexa e tem núcleo definido por uma membrana chamada carioteca. Possui muitas organelas membranosas com diferentes funções (retículo endoplasmático granuloso e não granuloso, lisossomo, complexo golgiense, mitocôndria, centríolo).

Seres eucariontes podem ser unicelulares, como protozoários, algumas algas e certos fungos. Quando pluricelulares, são animais, plantas e fungos em geral.

Procariontes e Eucariontes

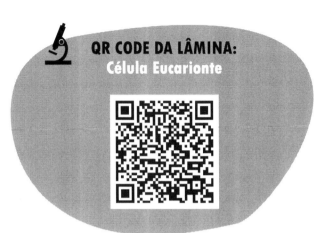

QR CODE DA LÂMINA:
Célula Eucarionte

ASSUNTOS CORRELATOS:
Membrana Plasmática / Ribossomos / Ácidos Nucleicos / Componentes Químicos das Células

COMPONENTES QUÍMICOS DAS CÉLULAS

PALAVRAS-CHAVE:
componentes orgânicos – componentes inorgânicos – água – sais minerais – glicídios – lipídios – proteínas – enzimas

Os componentes químicos das células são classificados como inorgânicos e orgânicos. Como inorgânicos tem-se a água e os sais minerais.

A água, vital para todos os organismos vivos, é o meio onde ocorre as reações químicas, e é o solvente universal que facilita a passagem de substâncias através da membrana plasmática. E também os sais minerais com múltiplas funções no metabolismo: sódio, cloro e potássio, que formam a pressão osmótica das células, e responsáveis pelas cargas elétricas das membranas celulares. Fósforo, na forma de fosfatos, compõe os ácidos nucleicos, formando as moléculas de ATP (trifosfato de adenosina). O cálcio ativa várias enzimas responsáveis por reações químicas nas células. Ferro participa do transporte de oxigênio e gás carbônico. Magnésio é importante na composição da clorofila.

Como orgânicos tem-se glicídios, lipídios, proteínas, enzimas e vitaminas. Os glicídios (carboidratos ou açúcares) fornecem energia para os processos celulares. Alguns têm função estrutural (como a celulose e a quitina), e outros de reserva (como glicogênio e amido). Os ácidos nucleicos são formados por carboidratos.

Os lipídios, compostos por ácidos graxos e glicerol, fazem parte das membranas celulares e armazenam energia. São os esteroides, ceras, glicerídeos, fosfolipídios, colesterol (animais), sitosterol (plantas), ergosterol (fungos).

As proteínas, formadas por aminoácidos, compõem várias estruturas celulares, transportam substâncias, controlam a permeabilidade celular. As enzimas são proteínas catalisadoras (aceleradoras) de reações químicas. As vitaminas – hidrossolúveis ou lipossolúveis – garantem o funcionamento adequado do organismo, pois têm ações reguladoras e antioxidantes.

Procariontes e Eucariontes

QR CODE DO VÍDEO:
Componentes Químicos das Células

ASSUNTOS CORRELATOS:
Membrana Celular / Núcleo Celular / Síntese Proteica / Ácidos Nucleicos / Difusão / Osmose

MEMBRANA PLASMÁTICA

MEMBRANA PLASMÁTICA

PALAVRAS-CHAVE:
membrana celular – fosfolipídios – permeabilidade seletiva – semi-permeabilidade

As células procariontes e eucariontes são revestidas por uma fina película: a membrana plasmática ou membrana celular. Somente foi possível observá-la com o desenvolvimento dos microscópios eletrônicos. Constituída basicamente por fosfolipídios e proteínas.

Os fosfolipídios apresentam uma porção polar – hidrofílica (voltada para o exterior), e uma porção apolar – hidrofóbica (voltada para o interior). As proteínas da membrana estão incrustadas na dupla lâmina de fosfolipídios. As proteínas podem ser transmembranosas (quando atravessam a camada bicamada lipídica) ou periféricas (em apenas um dos lados da bicamada). Há enzimas também na membrana plasmática que catalisam as reações químicas intracelulares.

Por isso, a constituição da membrana plasmática é lipoproteica. As moléculas de fosfolipídios dispõe-se lado a lado e deslocam-se continuamente sem perder contato umas com as outras, o que confere mobilidade e elasticidade à membrana. Esse modelo que explica a membrana plasmática é chamado de Modelo do Mosaico Fluido, proposto em proposto em 1972 por Seymour Jonathan Singer e Garth L. Nicolson.

A membrana plasmática permite a passagem de certas substâncias, mas não de outras: isso é a permeabilidade seletiva ou semipermeabilidade. Essa é uma das funções da membrana plasmática, que também: garante a integridade da célula, transporta substâncias para o metabolismo celular e é munida de receptores específicos para o reconhecimento de substâncias.

Membrana Plasmática

ASSUNTOS CORRELATOS:
Difusão Simples / Difusão Facilitada / Osmose / Bomba de Sódio e Potássio

DIFUSÃO SIMPLES

PALAVRAS-CHAVE:
membrana celular – processo passivo – permeabilidade seletiva – gradiente de concentração

Difusão simples é um processo passivo, sem gasto energético, pelo qual algumas substâncias entram e saem da célula. A difusão sempre ocorre da região em que as partículas estão mais concentradas, ou seja, em maior quantidade para regiões em que sua concentração é menor.

Substâncias lipossolúveis geralmente atravessam a membrana plasmática por difusão simples, como hormônios, esteroides, colesterol, vitaminas.

Por exemplo: a entrada de oxigênio em nossas células ocorre por difusão simples. Como as células estão sempre consumindo oxigênio em sua respiração, sua concentração no interior celular é sempre mais baixa. Por outro lado, no líquido que banha as células, proveniente do sangue, a concentração de oxigênio é mais alta, pois esse gás é continuamente absorvido pelo sangue que passa pelos pulmões. Como a membrana plasmática é permeável às moléculas de oxigênio, esse gás simplesmente se difunde para dentro das células. O mesmo acontece com o gás carbônico.

Além da respiração, a difusão simples ocorre na passagem de água, oxigênio, monóxido e dióxido de carbono, glicose, eletrólitos, ureia, ácido úrico, e a maioria das drogas passa do sangue materno para a placenta por meio da difusão simples.

Quanto maior a superfície disponível e menor a espessura da membrana, maior será a velocidade de difusão. Por isso, o intestino é um excelente órgão de absorção, e os alvéolos pulmonares possibilitam trocas gasosas muito rápidas. Quanto maior o gradiente de concentração, mais rápido será o fluxo.

São órgãos especializados em difusão simples: pulmões, guelras, intestinos, sistemas circulatórios de plantas e animais.

Membrana Plasmática

QR CODE VÍDEO:
Difusão Simples

ASSUNTOS CORRELATOS:
Membrana Plasmática / Difusão Facilitada / Osmose / Bomba de Sódio e Potássio

DIFUSÃO FACILITADA

PALAVRAS-CHAVE:
membrana celular – processo passivo – permeases – proteínas carreadoras

A Difusão facilitada é um processo passivo, sem gasto energético pela célula, que ocorre através da membrana lipoproteica. As substâncias comumente transportadas através de difusão facilitada são aminoácidos e glicose. Algumas proteínas da membrana plasmática formam canais por meio dos quais as moléculas se deslocam, de acordo com seu gradiente de concentração. Essas proteínas são chamadas de permeases, e atuam como carreadoras de substâncias.

As permeases facilitam a entrada das substâncias nas células: ocorre a interação formando o complexo soluto-permease. As permeases apresentam sítios de ligação para o soluto a ser transportado. Após a ligação do soluto à proteína carreadora, ela sofre mudança conformacional permitindo a passagem do soluto por dentro da proteína para o outro lado da membrana. Solutos diferentes podem competir pelas mesmas permeases, e assim, a presença de um acaba dificultando a passagem do outro.

As comportas dos canais são controladas de 3 formas básicas: por voltagem (o aumento da voltagem abre ou fecha canais); por mediadores químicos ou por ativação mecânica (como aceleração, vibração, mudança do volume ou da forma celular).

Por exemplo: é por difusão facilitada que a glicose entra nas células. O hormônio insulina funciona como intermediador da difusão facilitada.

QR CODE VÍDEO:
Difusão Facilitada

ASSUNTOS CORRELATOS:
Membrana Plasmática / Difusão Simples / Osmose / Bomba de Sódio e Potássio

OSMOSE

PALAVRAS-CHAVE:
membrana celular – processo passivo – aquaporinas – hipertônico – isotônico – hipotônico – pressão osmótica

Quando se comparam duas soluções quanto à concentração, a solução mais concentrada em soluto é hipertônica em relação à outra, denominada hipotônica. Quando duas soluções apresentam a mesma concentração de soluto, elas são chamadas de isotônicas.

Na osmose, que é um processo passivo, sem gasto de energia, o líquido passa da solução hipotônica para a hipertônica, e assim, o meio rico em soluto é diluído pelo solvente, e ocorre o equilíbrio entre os dois lados da membrana. A passagem de solvente de um meio para o outro é auxiliada pelas aquaporinas, que são as proteínas transportadoras na membrana.

No nosso corpo, as células são banhadas por uma solução isotônica proveniente do sangue. Por isso, nossas células não ganham nem perdem água por osmose. Se fossem expostas a um meio hipertônico, as células perderiam água para o meio, e murchariam. Se expostas a um meio hipotônico, água entraria nas células podendo até causar seu rompimento. A pressão osmótica atua evitando a osmose.

Já no caso de células vegetais, a perda de água para o meio hipertônico é chamada de plasmólise, e o rompimento devido à exposição ao meio hipotônico não ocorre, em virtude da resistência da parede celular, e a célula fica túrgida.

A osmose explica porque não devemos temperar as saladas muito antes do consumo: ao temperar a salada submete-se as células das verduras a um meio hipertônico. Assim, as células perdem água para o meio, e por osmose, a salada murcha.

QR CODE VÍDEO:
Osmose

ASSUNTOS CORRELATOS:
Membrana Plasmática / Difusão Simples / Difusão Facilitada / Bomba de Sódio e Potássio

Membrana Plasmática

BOMBA DE SÓDIO E POTÁSSIO

🔑 PALAVRAS-CHAVE:
membrana celular – processo ativo – gradiente de concentração – transmissão de impulsos elétricos

Bomba de sódio e potássio é um processo ativo que ocorre através da membrana plasmática utilizando energia do metabolismo celular. Isso porque ocorre o movimento do soluto contra o gradiente de concentração, ou seja, da solução menos concentrada (hipotônica) para a mais concentrada (hipertônica), através de proteínas carreadoras presentes na membrana plasmática.

Sódio e potássio são íons muito importantes para as células. Há maior concentração de sódio fora da célula que dentro da célula. Já com os íons potássio acontece o contrário: sua concentração é maior dentro da célula do que fora dela. Esses íons atravessam normalmente a membrana plasmática por difusão facilitada e a tendência é que a concentração de sódio e potássio se igualem. Para cada 3 íons de sódio que se movem para fora, 2 íons potássio se movem para dentro.

Mas é fundamental para o metabolismo manter essa diferença de concentração. Por isso, a bomba de sódio e potássio é o processo ativo que permite a manutenção da concentração diferencial desses íons.

A bomba de sódio e potássio é especialmente importante nas células nervosas e musculares, pois essa diferença de concentração de íons propicia a transmissão de impulsos elétricos, uma vez que é estabelecida a diferença de carga elétrica entre os dois lados da membrana.

Importante também para a estabilidade do volume celular e a concentração de água no meio intracelular. Alterações na membrana plasmática e nas moléculas de ATP podem causar falhas na bomba de sódio e potássio.

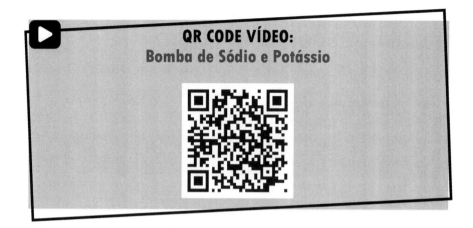

ASSUNTOS CORRELATOS:
Membrana Plasmática / Difusão Simples / Difusão Facilitada / Osmose

ENDOCITOSE

🔑 PALAVRAS-CHAVE:
membrana plasmática – fagossomo – pinossomo – fagocitose – pinocitose – pseudópodes

Partículas que não conseguem atravessar a membrana plasmática podem ser incorporadas à célula por endocitose. Existem 2 tipos de endocitose: a fagocitose e a pinocitose.

Fagocitose é um processo de ingestão de moléculas grandes, como microrganismos e restos de outras células. Ocorre na destruição das hemácias ou nas áreas necrosadas. A defesa do organismo também tem a participação da fagocitose.

Neutrófilos e macrófagos são exemplos de células de defesa que fazem fagocitose. Estão vastamente distribuídos nos tecidos conjuntivos de órgãos como fígado, baço e nódulos linfáticos. Quando algo estranho entra no organismo, ocorre uma sinalização a receptores de membrana das células de defesa que realizarão a fagocitose.

No momento da fagocitose, a membrana plasmática passa por mudanças conformacionais, emitindo projeções chamadas de pseudópodes, que englobam o material que será ingerido. Protozoários, em especial as amebas, fazem fagocitose para obtenção de alimento.

A pinocitose é o processo de ingestão de líquidos, e ocorre praticamente em todos os tipos celulares. Na fagocitose, o material ingerido fica dentro de uma vesícula denominada fagossomo, e haverá degradação por enzimas. E na pinocitose, o líquido ingerido fica dentro de pequenas vesículas denominadas pinossomos, e podem servir como alimento para as células.

Citologia Descomplicada

ASSUNTOS CORRELATOS:
Membrana Plasmática / Lisossomos / Exocitose

EXOCITOSE

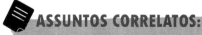

membrana plasmática – clasmocitose – proteínas fusogênicas – exocitose constitutiva – exocitose regulada

Certas substâncias são eliminadas da célula por um processo chamado exocitose. É por meio da exocitose que certos tipos de célula eliminam os restos da digestão intracelular. Esse tipo de exocitose é denominado clasmocitose, como se fosse a defecação celular.

Uma vesícula no citoplasma funde-se com a membrana plasmática e libera o material para fora da célula. Essa fusão ocorre por interações moleculares mediadas por proteínas fusogênicas.

A exocitose é um processo incluído nos mecanismos de defesa do organismo, afinal, substâncias estranhas detectadas são eliminadas pela fagocitose, seguida de exocitose. Essa liberação contínua de substâncias pela célula faz parte da exocitose constitutiva.

Mas a exocitose também é um processo frequente nas células com função secretora, como as do pâncreas, que secretam insulina e glucagon, hormônios lançados na corrente sanguínea que atuam no metabolismo da glicose. Neurotransmissores também são liberados das células por exocitose.

Nesses casos, a secreção ocorre a partir de estímulos específicos, como a concentração de cálcio no citoplasma, ou ações de organelas celulares. É denominada exocitose regulada, e está presente na liberação de anticorpos, enzimas, insulina, glucagon, fatores de crescimento e neurotransmissores.

QR CODE VÍDEO:
Exocitose

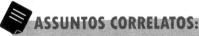

ASSUNTOS CORRELATOS:
Membrana Plasmática / Lisossomos / Exocitose

ORGANELAS CELULARES

LISOSSOMO

PALAVRAS-CHAVE:
organela celular – digestão intracelular – hidrolases ácidas – vacúolo
digestivo – vacúolo residual

Os lisossomos são organelas ricas em enzimas capazes de realizar a digestão intracelular. Essas enzimas são produzidas no retículo endoplasmático rugoso. O empacotamento dessas enzimas e a formação dos lisossomos ocorre no complexo de golgi. Os organismos unicelulares, como os protozoários e algumas células especializadas dos animais, têm lisossomos e a capacidade de capturar e digerir pequenos fragmentos de matéria orgânica. Nos fungos e nas células vegetais não há lisossomos: a digestão é feita por enzimas digestivas do vacúolo de suco celular.

As enzimas dos lisossomos são chamadas de hidrolases ácidas, porque a digestão é uma quebra de moléculas de alimento feita com moléculas de água, e o interior do lisossomo é acido. Os lisossomos digerem as substâncias nutritivas que são incorporadas à célula por fagocitose ou pinocitose.

Essas vesículas se unem ao lisossomo formando o vacúolo digestivo. As sobras de resíduos dessa digestão intracelular estão agora no chamado vacúolo residual, que poderá sofrer exocitose.

Os lisossomos também estão envolvidos com a remoção de organelas ou partes desgastadas da célula ou que não são mais necessárias. Esse processo é chamado de autofagia.

Em função do envelhecimento celular ou alterações morfofisiológicas, um mecanismo de morte celular programada pode ser desencadeado: é a apoptose, onde a célula de autodestrói, com a participação direta dos lisossomos.

ASSUNTOS CORRELATOS:
Endocitose / Exocitose / Retículo Endoplasmático / Complexo de Golgi

PEROXISSOMO

PALAVRAS-CHAVE:
organela celular – oxidação – peróxido de hidrogênio – catalase – glioxissomo – desintoxicação

Os peroxissomos são organelas membranosas cuja principal função é a oxidação de certas substâncias orgânicas nas células, em especial os ácidos graxos. Apesar de ser um processo benéfico para as células, ocorre a formação de peróxido de hidrogênio (água oxigenada), um subproduto muito tóxico. Por isso, sua decomposição é feita por uma enzima contida nos peroxissomos denominada catalase, originando água e oxigênio.

Os peroxissomos podem atuar também na desintoxicação do organismo em relação a certas substâncias. Os peroxissomos das células degradam o etanol, metanol, ácido fórmico, formaldeído, originando produtos menos tóxicos. No caso do fígado, os peroxissomos degradam cerca de um quarto de todo o etanol consumido. Os peroxissomos também participam da síntese de fosfolipídios, de ácidos biliares e de colesterol.

Além da desintoxicação, os peroxissomos também participam da respiração: com a degradação dos ácidos graxos, há a produção de Acetil-CoA (acetil coenzima A), que nas mitocôndrias participa da síntese de ATP, através do ciclo de Krebs.

Nas plantas, fungos e protozoários, as organelas correspondentes aos peroxissomos são os glioxissomos. Nas células vegetais, esses atuam nas sementes em germinação: ácidos graxos são convertidos em açúcares (processo chamado ciclo do glioxilato), importantes nas primeiras etapas do desenvolvimento da planta.

QR CODE VÍDEO:
Peroxissomo

Organelas Celulares

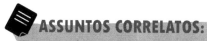

ASSUNTOS CORRELATOS:
Funções do Fígado / Respiração Celular / Ciclo de Krebs

RIBOSSOMO

PALAVRAS-CHAVE:
síntese proteica – RNA ribossômico – RNA mensageiro – ligação peptídica – polirribossomo – polissomo

Os ribossomos são estruturas que participam do processo de síntese proteica, sendo assim, essenciais para o controle metabólico, regeneração celular e crescimento. São encontrados tanto em células procarióticas, como em eucarióticas, visíveis somente ao microscópio eletrônico.

Estão presentes no citoplasma, quando livres, e no retículo endoplasmático, nas mitocôndrias e nos cloroplastos. Quando associados ao retículo endoplasmático, formam o retículo endoplasmático rugoso (ou granuloso). São formados por partes arredondadas, com tamanhos diferentes, que se dispõe uma sobre a outra, sintetizadas pelo nucléolo. Essas estruturas são constituídas por proteínas e por RNA ribossômico (RNAr). O número de ribossomos depende da atividade celular.

Para a síntese de proteínas ocorrer, o ribossomo deve associar-se a uma molécula de RNA mensageiro (RNAm) que contém a informação genética para a síntese de determinada proteína. O ribossomo associa-se a esse RNAm e desloca-se sobre ele, traduzindo essa informação. À medida que o ribossomo se desloca, a proteína vai sendo formada: os aminoácidos são reunidos por meio de uma ligação química denominada ligação peptídica.

Polirribossomo ou polissomo é uma sequência de vários ribossomos ligados a um mesmo RNAm. Assim, são formadas várias moléculas proteicas idênticas.

As proteínas sintetizadas pelos ribossomos livres no citoplasma, serão utilizadas no próprio citoplasma. Já as produzidas no retículo endoplasmático rugoso são transportadas para fora da célula.

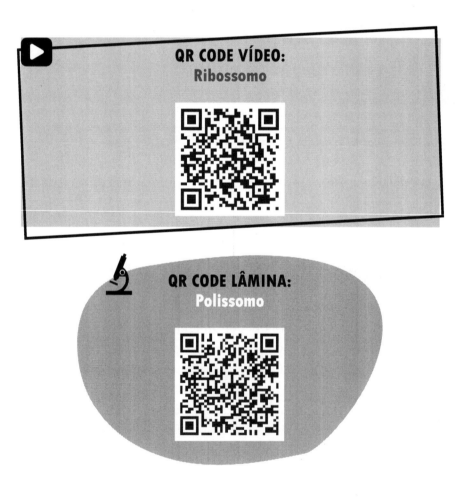

Organelas Celulares

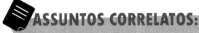

ASSUNTOS CORRELATOS:
Retículo Endoplasmático / Mitocôndria / Cloroplasto / DNA / RNA

RETÍCULO ENDOPLASMÁTICO GRANULOSO

PALAVRAS-CHAVE:
ribossomos – transcrição de DNA – síntese proteica – enzimas – fosfolipídios – glicosilação

O retículo é uma estrutura membranosa composta de sacos achatados localizados no citosol da célula.

O retículo endoplasmático granuloso está localizado próximo ao núcleo, sendo sua membrana uma continuação da nuclear externa. Apresenta ribossomos aderidos à superfície. Estes ribossomos atuam na produção de certas proteínas celulares como, por exemplo, as proteínas que compõe as membranas celulares. Por isso, sua proximidade com o núcleo: o retículo endoplasmático rugoso comunica-se rapidamente com o núcleo, para que o processo de transcrição do DNA seja iniciado. Daí os ribossomos sintetizam proteínas que são lançadas no interior do retículo, e posteriormente serão enviadas para outras partes das células ou para fora delas.

O retículo endoplasmático granuloso também é responsável pela produção das enzimas lisossômicas que fazem a digestão intracelular. As enzimas que digerem os alimentos são produzidas no retículo endoplasmático granuloso das células glandulares e eliminadas no tubo digestório onde atuam.

Parte das proteínas é transportada para o complexo de golgi, sofrendo modificações e sendo empacotada em vesículas.

Outros processos com a participação do retículo endoplasmático rugoso: produção de fosfolipídios, síntese de proteínas de membrana, glicosilação (adição de açucares a proteínas), montagem de moléculas proteicas formadas por várias cadeias polipeptídicas.

Organelas Celulares

ASSUNTOS CORRELATOS:
Ribossomo / Transcrição / Síntese Proteica / Retículo Endoplasmático não Granuloso / Núcleo Celular

RETÍCULO ENDOPLASMÁTICO NÃO GRANULOSO

PALAVRAS-CHAVE:
ácidos graxos – fosfolipídios – esteroides – hidrólise de glicogênio – íons de cálcio – retículo sarcoplasmático

O retículo é uma estrutura membranosa composta de sacos achatados localizados no citosol da célula. O retículo endoplasmático não granuloso está em continuidade com o retículo endoplasmático granuloso. Nele não há ribossomos aderidos às membranas. É responsável pela síntese de ácidos graxos, de fosfolipídios e de esteroides, que ocorrem no interior de suas bolsas membranosas.

As células do fígado, por exemplo, têm retículo endoplasmático não granuloso abundante, uma vez que são capazes de alterar e inativar substâncias tóxicas, facilitando sua eliminação do corpo.

Outro exemplo são as células das gônadas que produzem os hormônios sexuais: estes hormônios esteroides são sintetizados nos retículos endoplasmáticos não granulosos dessas células.

Participa também do metabolismo dos carboidratos, sendo essencial na formação de glicose por meio da hidrólise de glicogênio.

Também armazena íons de cálcio, importante para a contração muscular. O retículo encontrado nas células musculares estriadas é denominado retículo sarcoplasmático.

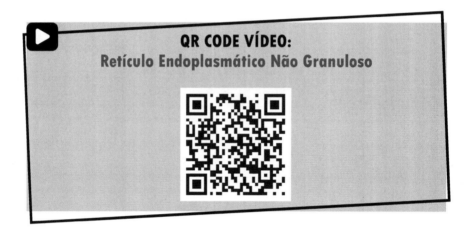

QR CODE VÍDEO:
Retículo Endoplasmático Não Granuloso

QR CODE DA LÂMINA:
Retículo Endoplasmático não Granuloso

Organelas Celulares

ASSUNTOS CORRELATOS:
Retículo Endoplasmático não Granuloso / Núcleo Celular / Ribossomo / Transcrição / Síntese Proteica

COMPLEXO GOLGIENSE

PALAVRAS-CHAVE:
face cis – face trans – glicosilação – síntese de carboidratos – secreção celular – empacotamento

O complexo golgiense é constituído por bolsas membranosas achatadas e empilhadas. É uma estrutura polarizada, apresentando duas faces: face cis (superfície convexa responsável por receber as vesículas provenientes do retículo endoplasmático, que se fundem nessa face liberando seu conteúdo); e face trans (superfície côncava que gera vesículas que irão para outras partes da célula).

No complexo golgiense certas proteínas e lipídios produzidos no retículo endoplasmático são quimicamente modificados pela adição de glicídios, processo denominado glicosilação.

É também no complexo golgiense que ocorre a síntese de determinados carboidratos.

Mais uma função: é responsável pela secreção celular. As proteínas que atuam no ambiente externo à célula são empacotadas no interior do complexo golgiense, para serem enviadas aos locais extracelulares em que atuarão. Exemplos: enzimas digestivas, substâncias mucosas, como as produzidas pelas vias respiratórias e pelas células caliciformes localizadas no intestino.

O complexo golgiense tem papel na formação dos espermatozoides dos animais: origina o acrossomo, uma grande vesícula repleta de enzimas digestivas na ponta da cabeça do espermatozoide, que tem por função perfurar as membranas do gameta feminino na fecundação.

Em resumo: o complexo golgiense relaciona-se à produção, processamento, empacotamento e endereçamento de várias substâncias dentro da célula.

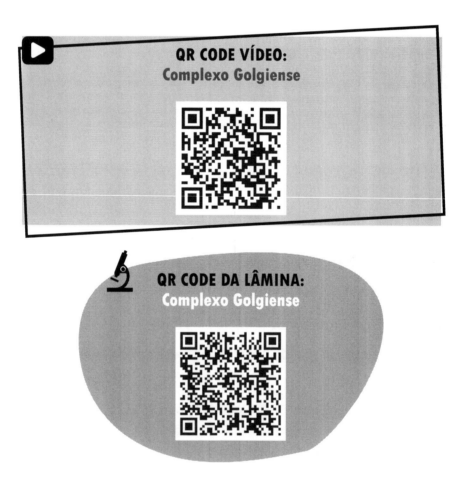

Organelas Celulares

ASSUNTOS CORRELATOS:
Retículo Endoplasmático Granuloso / Síntese Proteica Retículo Endoplasmático Não Granuloso

CENTRÍOLO

PALAVRAS-CHAVE:
microtúbulos – proteínas adesivas – divisão celular – fuso mitótico – cílios – flagelos

Centríolo é um pequeno cilindro oco, constituído por 9 conjuntos de 3 microtúbulos unidos por proteínas adesivas. Estão dispostos aos pares e localizam-se em uma região da célula denominada centro celular, próxima ao núcleo. A maioria das células eucarióticas, com exceção dos fungos e plantas superiores (gimnospermas e angiospermas), possui um par de centríolos orientados perpendicularmente um ao outro. Os centríolos são organelas não envolvidas por membrana, e participam do processo de divisão celular.

Pouco antes de uma célula animal iniciar seu processo de divisão, os centríolos se autoduplicam e seguem para os polos opostos da célula. Participam da organização do fuso mitótico (estrutura envolvida na meiose e mitose), emitindo projeções em formação de feixes filamentosos que se unem à região do centrômero dos cromossomos e realizam a separação dos cromossomos homólogos ou das cromátides irmãs.

Os centríolos também atuam na formação de cílios e flagelos, estruturas envolvidas com a locomoção e o revestimento de células especializadas. O arranjo dos cílios e dos flagelos requer um par de microtúbulos centrais, aumentando a resistência do anexo locomotor.

ASSUNTOS CORRELATOS:
Mitose / Fases da Mitose / Meiose Reducional / Meiose Equacional / Procariontes e Eucariontes

Organelas Celulares

MITOCÔNDRIA

🔑 PALAVRAS-CHAVE:
células eucarióticas – deporinas – cristas mitocondriais – enzimas respiratórias – produção de energia – DNA circular

As mitocôndrias estão presentes apenas em células eucarióticas. São organelas complexas, delimitadas por duas membranas lipoproteicas. A externa é mais lisa, composta de lipídios e proteínas chamadas deporinas, que controlam a entrada de moléculas, inclusive moléculas grandes. A membrana interna é menos permeável e apresenta dobras, chamadas cristas mitocondriais, que se projetam para o interior. O interior é preenchido por um líquido viscoso, a matriz mitocondrial, que contém diversas enzimas, DNA, RNA e ribossomos. Estes ribossomos são diferentes daqueles encontrados no citoplasma celular (semelhantes aos das bactérias). Na matriz mitocondrial estão as enzimas respiratórias que participam do processo de produção de produção de energia. As mitocôndrias possuem o seu próximo material genético: moléculas circulares de DNA.

Nas mitocôndrias ocorre a respiração aeróbica, com a produção da maior parte da energia das células.

A quantidade e a distribuição de mitocôndrias variam com o tipo de célula. Mitocôndrias surgem exclusivamente por autoduplicação de mitocôndrias preexistentes. Quando a célula se divide, cada célula recebe metade do número de mitocôndrias. Nessas células, as mitocôndrias de autoduplicam, reestabelecendo o número original.

Em animais com reprodução sexuada, as mitocôndrias têm sempre origem materna. Nos gametas masculinos as mitocôndrias se degeneram logo após a fecundação.

Citologia Descomplicada

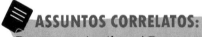
ASSUNTOS CORRELATOS:
Respiração Aeróbica / Respiração Celular / Glicólise

NÚCLEO CELULAR

🔑 PALAVRAS-CHAVE:

centro de controle – anucleada – uninucleada – binucleada – multinucleada – sincício – plasmódio

O núcleo celular é uma estrutura geralmente esférica presente em todas as células eucarióticas, mas seu formato pode variar de acordo com cada célula. É o centro de controle das atividades celulares, coordenando reações e funções celulares, participando dos mecanismos hereditários, uma vez que contém todas as informações sobre as características das espécies. Em seu interior estão os cromossomos que contém os genes.

A maioria das células eucarióticas tem apenas um núcleo, mas há exceções: protozoários ciliados tem 2 núcleos (binucleada) – um pequeno, chamado micronúcleo, e um grande, o macronúcleo. Fibras musculares esqueléticas são multinucleadas. Nas células multinucleadas pode ocorrer o sincício (fusão de células que perdem parte de sua membrana e forma uma única massa citoplasmática multinucleada) ou o plasmódio (massa formada por muitas células que mantém seus núcleos). Há ainda células que perdem o núcleo durante sua especialização e tornam-se anucleadas, como é o caso dos glóbulos vermelhos (hemácias) do nosso sangue.

O envelope nuclear é a carioteca, nas células eucariontes. Nas procariontes, o material genético está mergulhado diretamente no citoplasma. O núcleo celular apresenta como componentes fundamentais: a carioteca, a cromatina, o nucléolo e o nucleoplasma. Durante o processo de divisão celular, o núcleo desaparece temporariamente. O núcleo celular é uma região de intensa atividade, como síntese proteica e duplicação do DNA.

QR CODE VÍDEO:
Núcleo Celular

Núcleo Celular

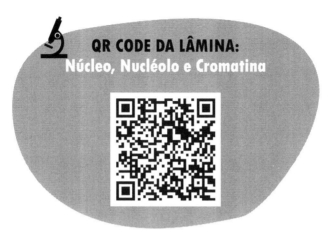
QR CODE DA LÂMINA:
Núcleo, Nucléolo e Cromatina

ASSUNTOS CORRELATOS:
Genes / Cromossomos / DNA / Carioteca / Cromatina / Nucléolo / Síntese Proteica / Mitose / Meiose

CARIOTECA

PALAVRAS-CHAVE:
envelope nuclear – barreira lipoproteica – difusão – poros – divisão celular

O núcleo celular é delimitado pela carioteca, também chamada de envelope nuclear, presente apenas nas células eucariontes. A carioteca é uma estrutura complexa, constituída por 2 membranas lipoproteicas justapostas. Permite que o conteúdo nuclear seja quimicamente diferenciado do citosol. A camada externa da carioteca adere-se ao retículo endoplasmático.

Em determinados pontos da carioteca, as 2 membranas fundem-se formando poros, através dos quais ocorre troca de substâncias entre o núcleo e o citoplasma. Apenas pequenas moléculas, como íons, água e nucleotídeos têm passagem livre por difusão através dela. Outros tipos, como proteínas e RNA só podem entrar ou sair do núcleo passando pelos poros. Esse controle de tráfego de substâncias entre citosol e núcleo tem papel fundamental na fisiologia de todas as células eucarióticas.

A carioteca age como uma barreira que separa componentes do núcleo e do citosol, participa do processo de divisão celular, da organização da cromatina e da proteção contra o envelhecimento celular.

QR CODE VÍDEO: Carioteca

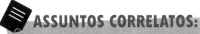

DNA / Cromatina / Núcleo Celular/ Nucléolo / Retículo Endoplasmático / Mitose / Meiose

CROMATINA

PALAVRAS-CHAVE:
filamentos de DNA – histonas – heterocromatina – eucromatina

A cromatina corresponde a filamentos longos e finos de DNA associados a proteínas (histonas), numa fase em que a célula não se encontra em divisão (interfase). Sua função primária é a embalagem de moléculas de DNA longas em estruturas mais compactadas.

Com determinados corantes e sob o microscópio, o núcleo cora-se intensamente em certas partes: é a heterocromatina. A heterocromatina (ou cromatina condensada) corresponde às regiões dos cromossomos que se mantêm permanentemente condensadas, mesmo quando a célula não está se dividindo. Seu DNA é metabolicamente inerte, isto é, transcricionalmente inativo.

Os genes ativos da célula localizam-se na eucromatina, ou cromatina frouxa. A eucromatina representa áreas onde estão ocorrendo expressão gênica. Os filamentos de cromatina intercalam pontos de heterocromatina com pontos de eucromatina, o que é muito dinâmico, pois está diretamente relacionado ao desenvolvimento celular.

Os principais componentes proteicos da cromatina, como já dito, são as histonas, que se ligam ao DNA e funcionam como âncoras.

QR CODE VÍDEO: Cromatina

ASSUNTOS CORRELATOS:
DNA / Núcleo Celular / Nucléolo / Cromossomos / Genes / Expressão Gênica

NUCLÉOLO E NUCLEOPLASMA

PALAVRAS-CHAVE:
região organizadora do nucléolo – matriz nuclear – RNA ribossômico – ribossomos

Nucléolo e nucleoplasma são massas densas presentes no núcleo celular. São constituídos principalmente por um tipo especial de RNA que compõe os ribossomos – o RNAr (RNA ribossômico). Inclusive, é no nucléolo onde são fabricadas as moléculas de RNAr que se associam a proteínas para formar as subunidades que compõe os ribossomos.

Essas subunidades ribossômicas permanecem armazenadas no nucléolo e migram para o citoplasma no momento de realização da síntese proteica. Os genes responsáveis pela produção desse RNA estão contidos em uma região especial de um ou mais cromossomos, denominada região organizadora do nucléolo.

Certas células possuem dois ou mais nucléolos, sendo este número relacionado com o tipo de célula e seu estágio reprodutivo.

Nucleoplasma (ou carioplasma) é a solução aquosa, com propriedades semelhantes ao citoplasma, que envolve a cromatina e os nucléolos, na qual estão presentes diversos tipos de íons, moléculas de ATP, nucleotídeos e diversos tipos de enzimas. Dentro do nucleoplasma há também uma rede de proteínas responsável pela organização da cromatina e outros componentes do núcleo, denominada matriz nuclear. Uma série de reações ocorrem no nucleoplasma, que são essenciais para o bom funcionamento do núcleo. Protege as estruturas imersas nele, além de fornecer um meio de transporte de substâncias.

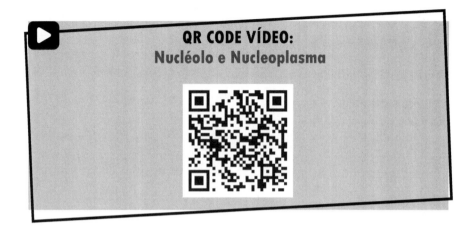

QR CODE VÍDEO:
Nucléolo e Nucleoplasma

ASSUNTOS CORRELATOS:
DNA / RNA / Núcleo Celular / Carioteca / Cromatina / Síntese Proteica

CROMOSSOMOS E GENES

PALAVRAS-CHAVE:
região organizadora do nucléolo – matriz nuclear – RNA ribossômico – ribossomos

Os genes são definidos como sequências de DNA nas quais estão presentes todas as informações genéticas dos indivíduos, transmitidas entre as gerações (hereditariedade). Os genes contêm o código usado para sintetizar uma proteína. Variam de tamanho, dependendo dos ta-

Núcleo Celular

manhos das proteínas por eles codificadas. Genoma é o conjunto de todos os genes do organismo.

Os genes estão dentro dos cromossomos. Os cromossomos estão presentes no núcleo das células eucarióticas e a sua quantidade varia em cada espécie. Os cromossomos correspondem a sequências de genes, contendo muitos genes (de centenas a milhares).

Os genes são ordenados nos cromossomos numa sequência específica; e cada gene tem uma localização específica (lócus do gene). Os cromossomos aparecem em diferentes estados de condensação durante a vida celular. Quanto mais condensados, mais visíveis ao microscópio. Eles atingem o maior nível de condensação durante o processo de divisão celular. Cada organismo tem um número diferente de cromossomos. O ser humano, por exemplo, tem 46, dispostos em pares, ou seja, 23 pares de cromossomos. Os cromossomos de um determinado par são denominados de homólogos.

A síntese proteica é controlada pelos genes que são encontrados nos cromossomos.

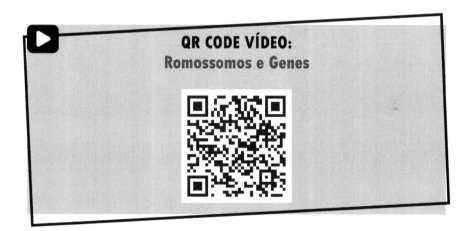

QR CODE VÍDEO:
Romossomos e Genes

ASSUNTOS CORRELATOS:
DNA / RNA / Núcleo Celular / Carioteca / Cromatina / Síntese Proteica

DIVISÃO CELULAR

MITOSE

🔑 PALAVRAS-CHAVE:

divisão celular – células-filhas – células somáticas – crescimento – regeneração – células cancerígenas

A mitose é um processo de divisão celular em que uma célula inicial origina duas células-filhas idênticas, com o mesmo número de cromossomos. Por isso, essa divisão celular é equitativa. Esse processo é contínuo nas células somáticas, sendo importante no crescimento dos organismos pluricelulares e na regeneração dos tecidos do corpo.

O processo de divisão celular na mitose ocorre em 5 fases principais: interfase, prófase, metáfase, anáfase e telófase.

A mitose em vegetais apresenta certas diferenças da mitose em animais. Nas células vegetais, por exemplo, não possuem centríolos. A citocinese nas células vegetais tem característica centrífuga, e ocorre com a participação do complexo golgiense que libera bolsas que se fundem, formando a lamela média.

Exemplos de locais nos quais a mitose é intensa: formação de um novo ser no útero materno durante o desenvolvimento embrionário; crescimento e regeneração de tecidos; medula óssea com a reposição de hemácias, que são células que duram cerca de 120 dias.

A mitose leva cerca de 24 horas, das quais 90% desse tempo acontece a intérfase, período em que ocorre a duplicação dos cromossomos. Nos 10% restantes desse tempo acontece a divisão celular propriamente dita.

A mitose também é o mecanismo pelo qual as células cancerígenas se multiplicam: uma célula cancerosa origina células cancerosas idênticas e assim por diante. Enquanto as células saudáveis param de se reproduzir depois de um certo ponto, as células cancerígenas continuam de forma indefinida. Assim, as células cancerígenas acabam se propagando com mais velocidade no organismo.

ASSUNTOS CORRELATOS:
Fases da Mitose / Meiose / Meiose I Reducional / Meiose II Equacional / Cromossomos e Genes

FASES DA MITOSE

🔑 PALAVRAS-CHAVE:
intérfase – etapa G1 – etapa S – etapa G2 – pontos de controle – condensação dos cromossomos – fuso mitótico

A intérfase é a fase em que a célula ainda não está se dividindo, e possui 3 etapas:

- G1: a célula cresce e ocorre síntese de RNA que produzirá proteínas que sinalizarão o início da divisão celular;
- S: duplicação do DNA e duplicação dos centríolos;
- G2: síntese de proteínas e de moléculas relacionadas à divisão celular.

Nessa etapa, um grupo de enzimas verifica as condições da célula que entrará em divisão: são os pontos de controle (se a célula atingiu o tamanho ideal, se o DNA possui danificações). Caso algum problema seja detectado, o ciclo celular é interrompido, ou até a morte da célula é programada (apoptose).

A prófase inicia-se com a condensação dos cromossomos. Os filamentos duplicados são unidos ao centrômero, e cada filamento recebe o nome de cromátide. Os centríolos duplicados migram para os polos da célula e em conjunto com as fibras formam o áster. A partir da região em que os centríolos estão localizados (centrossomo) será formado o fuso mitótico. Os nucléolos desaparecem e a carioteca é fragmentada. O fuso mitótico leva os cromossomos para a região mediana da célula. Na metáfase, quando os cromossomos estão no plano equatorial da célula, ocorre o grau máximo de condensação dos cromossomos. As cromátides se voltam para cada um dos polos da célula. Na anáfase, as cromátides se separam e são puxadas para os polos opostos da célula, com o encurtamento das fibras do fuso mitótico. Na telófase, os cromossomos se descondensam e tem-se a formação de novos envelopes nucleares, reconstituindo dois novos núcleos. Daí ocorre a citocinese, onde o citoplasma se divide e forma, enfim, duas células-filhas.

ASSUNTOS CORRELATOS:
Mitose / Meiose / Meiose I Reducional / Meiose II Equacional / Cromossomos e Genes

Divisão Celular

MEIOSE

🔑 PALAVRAS-CHAVE:
DNA – RNA – cromossomos – genes – códon – aminoácido – bases nitrogenadas

A meiose é o processo de divisão celular em que uma célula-mãe diploide (2n) dá origem a quatro células-filhas haploides (n).

A meiose gamética ocorre durante a produção de gametas, que são células haploides. Acontece nos animais.

A meiose zigótica ocorre após a formação do zigoto, formado pela união dos gametas. Acontece na maioria dos fungos.

A meiose espórica ocorre para a formação de esporos. Acontece nas plantas, por exemplo.

Tem-se a meiose I (reducional), com a redução pela metade do número de cromossomos. E a meiose II (equacional), onde o número de cromossomos das células é igual nas células que se formam.

A meiose é de suma importância para plantas e animais, pois se relaciona à produção de gametas (nos animais) ou de esporos (nas plantas). Com a redução do número de cromossomos pela metade, a meiose garante, após a fecundação, o restabelecimento do número de cromossomos de uma espécie. Dessa forma, a meiose possibilita a variabilidade genética.

No ser humano, o processo de meiose acontece no corpo humano apenas para formar espermatozoides e óvulos. Estas células estão envolvidas com a reprodução sexuada, sendo que cada uma delas, produzidas por indivíduos de sexos diferentes, carregam em seu material genético as informações do pai ou da mãe para a união com o gameta do sexo oposto e formação da célula-ovo. Através dessa união (fecundação) ocorre a formação do patrimônio genético do indivíduo gerado.

ASSUNTOS CORRELATOS:
Mitose / Fases da Mitose / Meiose I Reducional / Meiose II Equacional / Cromossomos e Genes

MEIOSE I REDUCIONAL

PALAVRAS-CHAVE:
DNA – RNA – cromossomos – genes – códon – aminoácido – bases nitrogenadas

A meiose é o processo de divisão celular em que uma célula-mãe diploide (2n) dá origem a quatro células-filhas haploides (n).

A meiose gamética ocorre durante a produção de gametas, que são células haploides. Acontece nos animais.

A meiose zigótica ocorre após a formação do zigoto, formado pela união dos gametas. Acontece na maioria dos fungos.

A meiose espórica ocorre para a formação de esporos. Acontece nas plantas, por exemplo.

Tem-se a meiose I (reducional), com a redução pela metade do número de cromossomos. E a meiose II (equacional), onde o número de cromossomos das células é igual nas células que se formam.

A meiose é de suma importância para plantas e animais, pois se relaciona à produção de gametas (nos animais) ou de esporos (nas plantas). Com a redução do número de cromossomos pela metade, a meiose garante, após a fecundação, o restabelecimento do número de cromossomos de uma espécie. Dessa forma, a meiose possibilita a variabilidade genética.

No ser humano, o processo de meiose acontece no corpo humano apenas para formar espermatozoides e óvulos. Estas células estão envolvidas com a reprodução sexuada, sendo que cada uma delas, produzidas por indivíduos de sexos diferentes, carregam em seu material genético as informações do pai ou da mãe para a união com o gameta do sexo oposto e formação da célula-ovo. Através dessa união (fecundação) ocorre a formação do patrimônio genético do indivíduo gerado.

Citologia Descomplicada

ASSUNTOS CORRELATOS:
Mitose / Fases da Mitose / Meiose I Reducional / Meiose II Equacional / Cromossomos e Genes

MEIOSE II EQUACIONAL

PALAVRAS-CHAVE:
DNA – RNA – cromossomos – genes – códon – aminoácido – bases nitrogenadas

A meiose é o processo de divisão celular em que uma célula-mãe diploide (2n) dá origem a quatro células-filhas haploides (n).

A meiose gamética ocorre durante a produção de gametas, que são células haploides. Acontece nos animais.

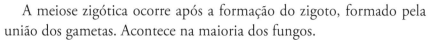

Divisão Celular

A meiose zigótica ocorre após a formação do zigoto, formado pela união dos gametas. Acontece na maioria dos fungos.

A meiose espórica ocorre para a formação de esporos. Acontece nas plantas, por exemplo.

Tem-se a meiose I (reducional), com a redução pela metade do número de cromossomos. E a meiose II (equacional), onde o número de cromossomos das células é igual nas células que se formam.

A meiose é de suma importância para plantas e animais, pois se relaciona à produção de gametas (nos animais) ou de esporos (nas plantas). Com a redução do número de cromossomos pela metade, a meiose garante, após a fecundação, o restabelecimento do número de cromossomos de uma espécie. Dessa forma, a meiose possibilita a variabilidade genética.

No ser humano, o processo de meiose acontece no corpo humano apenas para formar espermatozoides e óvulos. Estas células estão envolvidas com a reprodução sexuada, sendo que cada uma delas, produzidas por indivíduos de sexos diferentes, carregam em seu material genético as informações do pai ou da mãe para a união com o gameta do sexo oposto e formação da célula-ovo. Através dessa união (fecundação) ocorre a formação do patrimônio genético do indivíduo gerado.

QR CODE VÍDEO:
Meiose II Equacional

ASSUNTOS CORRELATOS:
Mitose / Fases da Mitose / Meiose I Reducional / Meiose II Equacional / Cromossomos e Genes

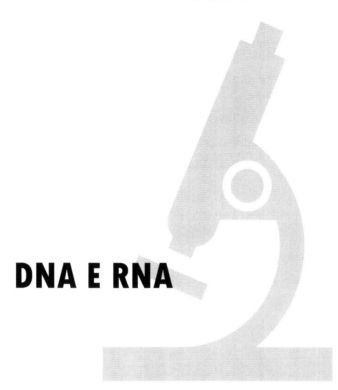

DNA E RNA

ÁCIDOS NUCLEICOS

🔑 PALAVRAS-CHAVE:
nucleotídeo – pentose – desoxirribose – ribose – fosfato – base nitrogenada – pirimidina – purina

Os ácidos nucleicos estão presentes nos núcleos das células e têm caráter ácido. Incluem o DNA (ácido desoxirribonucleico) e RNA (ácido ribonucleico), e são constituídos por nucleotídeos. Cada nucleotídeo é composto por três componentes: um açúcar de cinco carbonos (pentose), um grupo fosfato e uma base nitrogenada. A pentose é um elo entre a base nitrogenada (pirimidina ou purina) e o grupo fosfato.

As pentoses do DNA e RNA são respectivamente: desoxirribose e ribose. As bases nitrogenadas pirimidinas são: citosina (C), timina (T) e uracila (U). E as bases purinas são: adenina (A) e guanina (G).

O DNA forma uma dupla hélice, constituída por duas fileiras de polinucleotídeos, unidas entre si por ligações de hidrogênio. O DNA armazena e transmite informações genéticas e controla a divisão celular. Cada tipo de base nitrogenada pode interagir com um outra base complementar. No pareamento das bases: guanina pareia com citosina, adenina pareia com a timina.

O RNA forma uma fita simples. Responsável pela tradução e síntese de proteínas. Na fita de RNA, a adenina se liga à uracila, e a citosina se liga à guanina. Algumas moléculas de RNA tem ação catalítica, sendo denominadas ribozimas.

O DNA é sintetizado por enzimas, as DNA polimerases. O RNA é formado a partir do DNA. Existem três tipos principais de RNA: o RNA mensageiro (RNAm), o RNA transportador (RNAt) e o RNA ribossômico (RNAr).

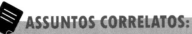

ASSUNTOS CORRELATOS:
Núcleo Celular / Cromossomos / Genes / Síntese Proteica

DUPLICAÇÃO DO DNA

🔑 PALAVRAS-CHAVE:
modelo de dupla hélice – bases nitrogenadas – pontes de hidrogênio – DNA polimerase – semiconservativa

A molécula de DNA apresenta uma estrutura conhecida como modelo de dupla hélice, ou seja, é representada por dois filamentos formados por muitos nucleotídeos e torcidos em hélice no espaço, ligados um ao outro pelas bases nitrogenadas. A ligação entre as bases é feita por pontes de hidrogênio.

No DNA a timina se liga sempre à adenina, e a citosina está sempre ligada à guanina. Assim, a sequência de bases de um filamento determina a sequência do outro. Os dois filamentos que compõem a molécula não são iguais, mas complementares.

Na duplicação (ou replicação) do DNA, a enzima DNA polimerase afasta os filamentos e quebra as pontes de hidrogênio.

Em cada filamento exposto, novos nucleotídeos começam a se encaixar. Com isso, obtém-se duas moléculas de DNA a partir de uma inicial.

Cada molécula-filha é formada por um filamento antigo, que vem do DNA original, e por um novo, recém-fabricado. Por isso, a duplicação do DNA é semiconservativa.

Quanto aos erros de replicação: em sua maioria, os erros são rapidamente removidos e corrigidos por uma série de enzimas do sistema de reparo do DNA. Estas reconhecem qual filamento na dupla hélice recém-sintetizada contém a base incorreta e então a substitui pela base complementar correta. Afinal, a replicação do DNA precisa ser um processo extremamente preciso, para evitar mutações deletérias ao organismo.

ASSUNTOS CORRELATOS:
Ácidos Nucleicos / Cromossomos / Síntese Proteica / Divisão Celular

TRANSCRIÇÃO

PALAVRAS-CHAVE:
expressão gênica – RNA polimerase – RNA mensageiro – nucleotídeos – ribose – desoxirribose – éxons – íntrons

Transcrição é a produção de RNA a partir de um molde de DNA. É um processo que ocorre no citoplasma das células.

Dessa forma, a transcrição é o primeiro passo da expressão gênica (informações contidas nos genes – sequência do DNA – gera produtos gênicos). A molécula de dupla hélice do DNA sofre ação da enzima RNA polimerase, que abre a molécula de DNA e desloca-se sobre ela catalisando o emparelhamento dos nucleotídeos do RNA de forma complementar aos nucleotídeos do DNA.

Neste emparelhamento citosinas (C) se pareiam a guaninas (G). E as adeninas (A) se pareiam a uracilas (U), se diferindo da replicação do DNA, onde as adeninas (A) se pareiam a timinas (T). Outra diferença é que os nucleotídeos possuem o açúcar ribose no lugar da desoxirribose.

Apenas uma cadeia de DNA serve de molde ao RNA; a outra permanece inativa. Ao final do processo, as duas cadeias voltam a se emparelhar, reconstituindo a dupla hélice. Quando a RNA polimerase chega até a sequência de término da transcrição, ela se solta do DNA, finalizando a transcrição e liberando o RNA. Esse RNA sintetizado é o RNAm (RNA mensageiro). A sequência de bases nitrogenadas de uma molécula de RNA reflete a sequência de bases da cadeia de DNA que serviu de molde.

Esse RNAm atravessa a carioteca em direção ao citoplasma, onde se dará a síntese proteica. Algumas partes desse RNAm são codificantes, isto é, serão expressadas para produzirem proteínas, e recebem o nome de éxons. Já as partes não codificantes são denominadas íntrons.

QR CODE VÍDEO:
Transcrição

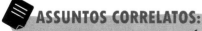

ASSUNTOS CORRELATOS:
Tradução / Síntese Proteica / Ácidos Nucleicos / DNA / RNA

TRADUÇÃO

🔑 PALAVRAS-CHAVE:

códon – RNA mensageiro – RNA transportador – nucleotídeo – cadeia proteica – ribossomo – aminoácido

O processo de síntese proteica é denominado tradução. Tradução de um código de trincas de bases nitrogenadas do RNAm (RNA mensageiro). Cada trinca forma um códon.

Ocorre no citoplasma. A síntese tem início com a associação entre um ribossomo, um RNAm e uma RNAt (RNA transportador).

Cada três nucleotídeos do DNA correspondem a um aminoácido na proteína final.

O RNAt transporta os aminoácidos, que se encaixam num local do ribossomo onde se aloja o primeiro códon do RNAm.

Em seguida, o ribossomo desloca-se sobre a molécula de RNAm, dando um passo para a próxima trinca. O RNAt carrega os aminoácidos. Assim, à medida que o ribossomo se desloca sobre um RNAm, traduzindo sua informação, outro ribossomo pode também iniciar a tradução do mesmo RNAm.

Assim, vários ribossomos se encaixam sucessivamente no início de um RNAm, percorrendo-o, todos sintetizando o mesmo tipo de cadeia proteica.

Os aminoácidos vão formando uma cadeia proteica, ligando-se uns aos outros, de forma linear, por meio de ligações peptídicas.

Enfim, a tradução é a união de aminoácidos de acordo com a sequência de códons do RNAm. Para ocorrer a tradução, é necessário que ocorra antes a transcrição.

ASSUNTOS CORRELATOS:
Transcrição / Síntese Proteica / Ácidos Nucleicos / DNA / RNA

SÍNTESE PROTEICA

PALAVRAS-CHAVE:
ribossomos – DNA – RNA – aminoácidos – expressão gênica – produto gênico

As proteínas são substâncias essenciais às células, fazendo parte de sua estrutura. As proteínas também são essenciais para o crescimento, para a catalisação de reações químicas (enzimas), para a contração muscular (actina e miosina), para o transporte de oxigênio (hemoglobina), para a proteção contra organismos patogênicos (anticorpos).

Síntese proteica é o processo pelo qual são produzidas as proteínas, e ocorre nos ribossomos de células procarióticas e de células eucarióticas. A síntese de uma proteína se dá pela montagem de aminoácidos de acordo com um código, uma sequência de bases do DNA.

As etapas do processo de síntese proteica são reguladas pelos genes. Na expressão gênica, a informação contida nos genes gera produtos gênicos.

O DNA serve, então, de molde para o RNA, onde toda essa informação será traduzida. No processo de síntese proteica participam ribossomos, RNAm (RNA mensageiro), RNAt (RNA transportador) e enzimas. O RNA que teve como molde o DNA é o RNAm. Esse processo é chamado de transcrição.

A leitura da sequência de bases desse RNAm que determinará a montagem dos aminoácidos é a tradução. Proteínas são produtos gênicos.

Assim, os genes determinam as características estruturais e funcionais dos seres vivos por meio da síntese proteica.

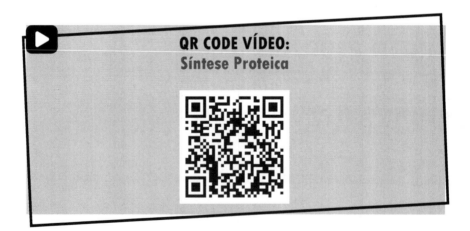

QR CODE VÍDEO:
Síntese Proteica

ASSUNTOS CORRELATOS:
Transcrição / Tradução / DNA / RNA / RNA ribossômico / RNA mensageiro / RNA transportador

RNA RIBOSSÔMICO

🔑 PALAVRAS-CHAVE:
DNA – RNA – núcleo – nucléolo – proteínas – citoplasma – procariontes – eucariontes

Os segmentos de DNA que servem de molde para a formação das moléculas de RNAr (RNA ribossômico), ou RNA ribossomal, ficam em locais específicos de certos cromossomos, chamados de regiões organizadoras do nucléolo.

As moléculas de RNAr recém-sintetizados acumulam-se ao redor dessas regiões, formando os nucléolos. Nos nucléolos o RNAr se combina a proteínas especiais vindas do citoplasma e origina os ribossomos, estruturas citoplasmáticas que servem de base para a síntese de proteínas.

Os ribossomos não possuem membrana. São formados por 2 subunidades, maior e menor. Os ribossomos dos procariontes são menos complexos e menores que os ribossomos do citoplasma dos eucariontes. O RNAr representa 80% de todo o RNA presente em uma célula.

É nos ribossomos que a sequência de bases do RNAm é traduzida e a proteína, de fato, sintetizada. Enfim, o RNAr garante a formação do ribossomo, organela na qual ocorre a síntese de proteínas.

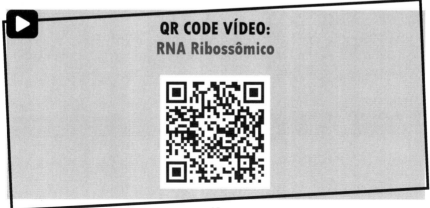

QR CODE VÍDEO:
RNA Ribossômico

ASSUNTOS CORRELATOS:

Ribossomo / Transcrição / Tradução / Síntese Proteica / RNA mensageiro / RNA transportador

RNA MENSAGEIRO

PALAVRAS-CHAVE:
DNA – RNA – cromossomos – genes - códon – aminoácido – bases nitrogenadas

O RNAm (RNA mensageiro) constitui cerca de 5% a 10% de todo o RNA celular, sendo assim, é o tipo de RNA que se apresenta em menor quantidade numa célula.

Os segmentos do DNA que servem de molde para as moléculas de RNAm localizam-se nos diversos cromossomos da célula. As moléculas de RNAm sintetizadas a partir dos genes têm a informação para a síntese de proteínas codificada em trincas de bases nitrogenadas. Cada trinca é chamada códon e define a posição de um aminoácido constituinte da proteína.

O ribossomo serve de suporte para o acoplamento de RNAm. O peso molecular de uma molécula de RNAm é proporcional ao tamanho da proteína que irá codificar no citoplasma.

ASSUNTOS CORRELATOS:
Ribossomo / Transcrição / Tradução / Síntese Proteica / RNA mensageiro / RNA ribossômico

RNA TRANSPORTADOR

PALAVRAS-CHAVE:
DNA – RNA – cromossomos – genes – códon – aminoácido – bases nitrogenadas

As moléculas de RNAt (RNA transportador) são sintetizadas a partir de segmentos de DNA presentes em certas regiões específicas dos cromossomos. Esse tipo de RNA é responsável pelo transporte das moléculas de aminoácidos até os ribossomos, onde elas se unem para formar as proteínas. Um RNAt é uma molécula relativamente pequena, com uma extremidade onde se liga a um aminoácido específico e uma região mediana onde há uma trinca de bases, o anticódon.

Por meio do anticódon, o RNAt emparelha-se temporariamente à trinca de bases complementares do RNAm (RNA mensageiro), o códon.

Resumindo: o RNAt faz a ligação códon-aminoácido, funcionando como um adaptador entre o RNAm e os aminoácidos que constituirão uma proteína.

QR CODE VÍDEO:
RNA Transportador

ASSUNTOS CORRELATOS:
Ribossomo / Transcrição / Tradução / Síntese Proteica / RNA mensageiro / RNA ribossômico

METABOLISMO CELULAR

RESPIRAÇÃO AERÓBICA

🔑 PALAVRAS-CHAVE:

moléculas orgânicas – energia – fase anaeróbica – piruvato – acetil-
-coA – mitocôndria

Para manter seu funcionamento, todas as células necessitam de energia e, para isso, utilizam um processo chamado respiração aeróbica para quebrar e retirar energia contida em moléculas orgânicas.

A respiração aeróbica se processa por reações bioquímicas que utilizam matéria orgânica e oxigênio livre. Pode ocorrer a partir de glicose, de aminoácidos, ácidos graxos e glicerol através de quebra das ligações entre moléculas, liberando energia. É dividida em 2 fases:

- Fase anaeróbia: ocorre no citosol e consiste na glicólise, onde cada molécula de glicose é decomposta em duas moléculas de uma substância mais simples, o piruvato (ácido pirúvica). O piruvato penetra na mitocôndria e sofre transformações dando origem à acetil-coA;
- fase aeróbica: realiza-se por sequência de reações que constituem o ciclo de Krebs e a cadeia respiratória. Esses processos ocorrem dentro das mitocôndrias, tendo como resultado a produção de CO_2 e H_2, e desprendimento de energia.

A respiração aeróbica, então, gera energia utilizando o oxigênio (em sua fase aeróbica). É um processo complexo que configura uma estratégia de obtenção de energia eficiente, que possibilitou o surgimento de seres complexos, uma vez que a respiração anaeróbica não seria suficiente para suprir as necessidades de certas formas de vida.

QR CODE VÍDEO:
Respiração Aeróbica

ASSUNTOS CORRELATOS:
Respiração Anaeróbica / Respiração Celular / Glicólise Ciclo de Krebs / Fosforilação Oxidativa

Metabolismo Celular

RESPIRAÇÃO ANAERÓBICA

PALAVRAS-CHAVE:
energia – substâncias inorgânicas – bactérias – nitrato – carbonato – sulfato

A respiração anaeróbica é realizada apenas por certas espécies de bactérias e consiste na liberação da energia contida nos alimentos, usando substâncias inorgânicas que contêm oxigênio em suas moléculas.

Embora não utilize oxigênio livre, utiliza o nitrato (NO_3) que contém oxigênio. Em outros casos, além do nitrato esse processo é feito usando carbonatos (CO_3) ou sulfatos (SO_4).

A obtenção de energia por processos anaeróbicos é pouco eficiente: é gerada pouca energia ao fim do processo (1 mol de glicose gera apenas 2 mols de ATPs).

Apesar de pouco eficiente, a respiração anaeróbica é de extrema importância: certos organismos não são tolerantes ao oxigênio.

Acredita-se que, em épocas remotas, a respiração anaeróbica permitiu a sobrevivência de espécies numa atmosfera pobre em oxigênio.

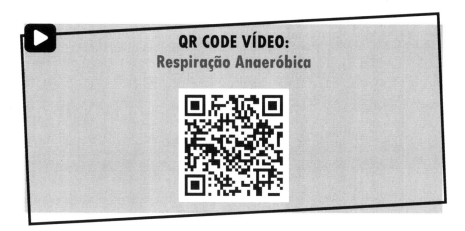

QR CODE VÍDEO:
Respiração Anaeróbica

FERMENTAÇÃO

🔑 PALAVRAS-CHAVE:

respiração anaeróbica – enzimas – fermentação alcoólica – fermentação láctica – fermentação acética

Na fermentação, processo de respiração anaeróbica, a glicose sofre desdobramento e não depende de oxigênio livre, nem de substâncias que contenham oxigênio para sua realização. Assim, acontece apenas a primeira etapa da respiração celular (glicólise). O tipo de fermentação depende das enzimas que os organismos possuem. Dessa forma, tem-se os tipos de fermentação: alcoólica, láctica e acética.

Na fermentação alcoólica, tem-se o álcool etílico (ou etanol) como substância orgânica decorrente do desdobramento da glicose. É o que ocorre na fabricação da cerveja, onde um fungo é utilizado para fermentar o açúcar. Outro exemplo é a produção de pães, utilizando o fungo como fermento biológico. Durante a preparação dos pães, as leveduras realizam a fermentação, e o gás carbônico é liberado fazendo a massa aumentar de volume.

Na fermentação láctica, a enzima lactato desidrogenase reduz o piruvato, que origina o lactato. Realizada por bactérias, fungos e até mesmo as células musculares animais. As bactérias, por exemplo, são muito usadas na fermentação do leite para fabricação de iogurtes, coalhadas e outros derivados. Quando a atividade física é intensa, a quantidade de oxigênio torna-se insuficiente e, então, as células musculares deixam de realizar a respiração aeróbica e passam a realizar a fermentação láctica. O ácido lático se acumula produzindo a dor característica dessa situação.

Na fermentação acética, o piruvato forma gás carbônico e ácido acético (o vinagre).

ASSUNTOS CORRELATOS:
Respiração Aeróbica / Respiração Anaeróbica / Glicólise / Ciclo de Krebs / Fosforilação Oxidativa

RESPIRAÇÃO CELULAR

PALAVRAS-CHAVE:
energia – glicose – piruvato – acetil-coA – ATP – transferência de elétrons – gás carbônico – água

A respiração em nível celular é um processo bioquímico para obtenção de energia, sendo constituída por 3 etapas:

- Glicólise: processo de quebra da glicose em partes menores. Essa etapa metabólica acontece no citoplasma da célula. Há a forma-

ção de piruvato (ou ácido pirúvico) que originará a acetil-coA. Na glicólise há o rendimento de 2 ATPs;
- Ciclo de Krebs: a acetil-coA é oxidada a CO_2. Esse CO_2 é transportado pelo sangue e eliminado na respiração. O rendimento é de 2 ATPs;
- Cadeia Respiratória: produção da maior parte da energia, com a transferência de elétrons provenientes dos hidrogênios que foram retirados das substâncias participantes nas etapas anteriores. Com isso, são formadas moléculas de água e de ATP. Há muitas moléculas intermediárias presentes na membrana interna de células (procariontes) e na crista mitocondrial (eucariontes) que participam nesse processo de transferência e formam a cadeia de transporte de elétrons. O rendimento é de 26 ou 28 ATPs.

A respiração celular apresenta um saldo energético de 30 ou 32 moléculas de ATP, a maioria produzida na etapa de fosforilação oxidativa (cadeia respiratória).

Em resumo: na respiração celular ocorrem diversas reações com a participação de várias enzimas e coenzimas que atuam oxidando a molécula da glicose até o resultado final, com a produção de gás carbônico, água e moléculas de ATP que carregam a energia.

QR CODE VÍDEO:
Respiração Celular

Metabolismo Celular

ASSUNTOS CORRELATOS:
Glicólise / Ciclo de Krebs / Fosforilação Oxidativa / Respiração Aeróbica / Fotossíntese

GLICÓLISE

PALAVRAS-CHAVE:
processo anaeróbico – piruvato – investimento energético – compensação energética

A glicólise é um processo anaeróbico de oxidação da glicose que ocorre no citoplasma da célula de qualquer ser vivo, seja ele anaeróbio, seja aeróbio. É uma das etapas da respiração celular, onde ocorre a quebra da glicose em partes menores e consequente liberação de energia.

A molécula de glicose, proveniente da alimentação, é quebrada em 2 moléculas menores de piruvato, liberando energia.

É dividida em duas fases: uma de investimento energético (com gasto de 2 ATPs), e a outra de compensação energética (que repõe o que foi consumido e ainda produz mais 2 moléculas de ATP). Isso ocorre porque a glicose precisa ser ativada, e essa ativação se dá através da adição de 2 moléculas de ATP. Dessa forma, podemos dizer que no início da glicólise são necessárias 2 moléculas de ATP para quebrar uma molécula de glicose. Apesar do uso de ATP, o processo de glicólise é vantajoso, uma vez que é produzido um total de 4 moléculas de ATP ao final das reações. Como visto, o saldo da glicólise é de 2 ATPs.

Enfim, por não ser necessária a utilização de oxigênio para que a glicose seja quebrada, a glicólise é considerada um processo anaeróbio. As etapas subsequentes dependem da presença ou não desse gás. Caso o oxigênio não esteja presente, é realizado o processo de fermentação. Caso o gás esteja em quantidade suficiente, o processo realizado é a respiração celular, e as reações subsequentes são o ciclo de Krebs e a fosforilação oxidativa (cadeia respiratória).

QR CODE VÍDEO:
Glicólise

ASSUNTOS CORRELATOS:
Respiração Celular / Ciclo de Krebs / Fosforilação Oxidativa / Respiração Aeróbica

Metabolismo Celular

CICLO DE KREBS

🔑 PALAVRAS-CHAVE:
oxidação – respiração celular – acetil-coA – carboidratos – lipídios – aminoácidos – gás carbônico – água – energia

O ciclo de Krebs, também chamado de ciclo do ácido cítrico ou ciclo do ácido tricarboxílico, é um processo realizado na presença de oxigênio na maioria das células eucarióticas e algumas procarióticas. Nas eucariontes, o ciclo de Krebs ocorre em grande parte na matriz da mitocôndria, já nos organismos procariontes essa etapa acontece no citoplasma.

A função do ciclo de Krebs é promover a oxidação completa de carboidratos, lipídios e diversos aminoácidos, com a obtenção de energia. Ocorre a degradação dessas moléculas orgânicas, resultando em gás carbônico, água e energia como produtos finais. Essa energia é utilizada nas mais diversas reações que ocorrem nas células.

O ciclo de Krebs inicia-se com a entrada de acetil-coA (gerada na glicólise) e a partir daí se tem uma série de reações, onde cada etapa do ciclo é catalisada por uma enzima específica. Cada molécula de acetil-CoA reage com uma molécula de ácido oxalacético, resultando em citrato (ácido cítrico) e coenzima A. A coenzima A reaparece intacta no final. Tudo se passa, portanto, como se a coenzima A tivesse contribuído para anexar um grupo acetil ao ácido oxalacético, sintetizando o ácido cítrico. Cada ácido cítrico passará, em seguida, por uma via metabólica cíclica, denominada ciclo do ácido cítrico ou ciclo de Krebs, durante o qual se transforma sucessivamente em outros compostos. Na oxidação da glicose, o ciclo de Krebs apresenta ao final do processo, um saldo de 2 moléculas de ATP e 4 moléculas de CO_2. Enfim, o ciclo de Krebs é uma série de reações com objetivo de produzir energia para as células, sendo uma das três etapas do processo da respiração celular. É uma reação de organismos aeróbicos, ou seja, que utilizam oxigênio na respiração celular.

QE CODE VÍDEO:
Ciclo de Krebs

ASSUNTOS CORRELATOS:
Respiração Celular / Glicólise / Fosforilação Oxidativa / Respiração Aeróbica

FOSFORILAÇÃO OXIDATIVA

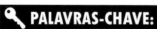**PALAVRAS-CHAVE:**
seres aeróbicos – mitocôndrias – ATP – grupo fosfato – coenzimas – moléculas intermediárias – quimiosmose

A fosforilação oxidativa, uma das etapas metabólicas da respiração celular, ocorre somente nos seres aeróbicos, pois é fundamental a presença de oxigênio. Na membrana interna das mitocôndrias, há a produção de ATP.

Na glicólise e ciclo de Krebs, parte da energia produzida na degradação de compostos é armazenada em moléculas intermediárias, as coenzimas, como o NAD+ e o FAD+. A energia de oxidação dessas coenzimas é utilizada para a síntese de ATP. Para isso, ocorre a fosforilação do ADP, ou seja, ele recebe grupos fosfato. Por isso esse processo é chamado fosforilação oxidativa. As coenzimas são reoxidadas, de forma a poderem participar novamente dos ciclos de degradação de nutrientes, doando mais energia para a síntese de ATP.

Envolve dois processos:

- Transporte de elétrons: elétrons são transferidos formando um gradiente de energia potencial armazenada, que será utilizada na produção de ATP.
- Quimiosmose: a ATP sintetase (um complexo enzimático) na membrana interna da mitocôndria atua na produção de ATP.

O oxigênio faz a reoxidação das coenzimas através de uma cadeia de transporte de elétrons ou cadeia respiratória. É uma cadeia de proteínas por onde os elétrons passam. Por cada proteína pela qual passam, há liberação de energia.

A fosforilação oxidativa produz um saldo energético de 26 a 28 moléculas de ATP.

Em resumo: na fosforilação oxidativa ocorre a oxidação de moléculas intermediárias, com formação de moléculas de ATP.

ASSUNTOS CORRELATOS:
Respiração Celular / Glicólise / Ciclo de Krebs / Respiração Aeróbica

Citologia Descomplicada

PAREDE BACTERIANA

PAREDE BACTERIANA

🔑 PALAVRAS-CHAVE:
endotoxinas – lipoproteína – peptideoglicano – Gram positivas – Gram negativas – antibióticos

A parede da célula bacteriana fica localizada externamente à membrana plasmática. É uma estrutura complexa e resistente, responsável pela forma das bactérias. Sua principal função é evitar que a bactéria rompa quando submetida a ambientes hipotônicos.

Em certas bactérias são verificadas endotoxinas, substâncias capazes de induzir o sistema imune a ter uma reação exacerbada, conhecida como choque séptico.

O estudo da parede bacteriana é importante porque substâncias nela presentes levam certas espécies de bactérias a causar doenças. Inclusive, a composição da parede celular permite a classificação das bactérias em Gram positivas e Gram negativas.

Quando Gram positivas a coloração é arroxeada, com a parede formada por peptideoglicano. Quando Gram negativas, a coloração é avermelhada, com a parede formada por lipoproteínas.

Alguns tipos de antibióticos são capazes de impedir que as bactérias produzam a parede celular, o que causa sua morte. A penicilina, por exemplo, atua dessa forma sobre certos tipos de bactérias.

QR CODE VÍDEO:
Parede Bacteriana

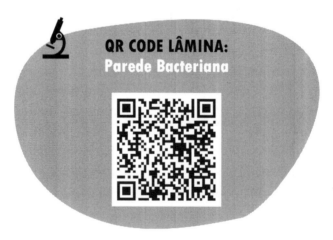

QR CODE LÂMINA:
Parede Bacteriana

Parede Bacteriana

 ASSUNTOS CORRELATOS:
Eucariontes e Procariontes / Membrana Plasmática / Componentes Químicos das Células

CÉLULA VEGETAL

PAREDE CELULÓSICA

PALAVRAS-CHAVE:
células vegetais – poros – celulose – hemicelulose – pectina lignina – suberina – parede primária – parede secundária

As células vegetais têm um envoltório externo espesso e resistente denominado parede celulósica. Suas funções são: sustentação, resistência e proteção contra patógenos externos. Por possuir poros que funcionam como filtros, participa da absorção, transporte e secreção de substâncias, permitindo a troca de substâncias entre células vizinhas. Também protege contra a entrada excessiva de água, evitando a ruptura da célula (lise osmótica).

Nas células vegetais jovens há apenas uma parede fina e flexível de celulose, hemicelulose e pectinas – a parede primária – elástica o suficiente para permitir o crescimento celular. Possui teor de 70% de água. As pontes de hidrogênio proporcionam elasticidade à estrutura.

Depois que a célula vegetal atinge seu tamanho definitivo, forma-se internamente à parede primária, um envoltório mais espesso e mais rígido: a parede secundária. Esta pode conter outros tipos de componentes além da celulose, como a lignina (um polímero) e a suberina (um tipo de lipídeo).

A principal função das paredes das células vegetais é dar rigidez ao corpo das plantas, atuando na sustentação esquelética.

Por isso, a parede celulósica também é chamada de membrana esquelética celulósica. Além da parede primária e secundária, tem-se a lamela média: uma camada fina externa às paredes que tem como função ligar a célula com outras.

ASSUNTOS CORRELATOS:
Membrana Plasmática / Osmose / Plastos / Cloroplastos / Cromoplastos e Leucoplastos

PLASTOS

🔑 PALAVRAS-CHAVE:

clorofila – carotenoide – amido – proteína – gordura – endossim-biose

Plastos ou plastídeos são organelas citoplasmáticas presentes apenas em células de plantas e de algas. Sua forma e tamanho variam de acordo com o tipo de organismo e da célula em que se encontram. Em algumas algas e em certas briófitas, cada célula possui apenas um ou poucos plastos de grande tamanho e forma característica. Em células de outras algas e plantas, os plastos são menores e estão presentes em grande número.

Células de folha de plantas angiospermas podem conter entre 40 e 50 plastos. Podem ser classificadas de acordo com o pigmento que possuem, ou então, de acordo com a substância que acumulam: cloro-plastos, cromoplastos e leucoplastos.

Os plastos caracterizam-se pela presença de pigmentos como clorofi-la e carotenoides, e pela capacidade que apresentam em sintetizar e acu-mular substâncias de reservas, tais como amido, proteínas e gorduras.

Acredita-se que os plastos são organelas membranosas originadas a partir do processo de endossimbiose, entre um eucarionte ancestral e um procarionte fotossintetizante.

ASSUNTOS CORRELATOS:
Membrana Plasmática / Osmose / Plastos / Cloroplastos / Cromoplastos e Leucoplastos

CLOROPLASTOS

PALAVRAS-CHAVE:
clorofila – estroma – DNA circular – tilacoide – granum – fotossíntese

O principal tipo de plasto é o cloroplasto, que se caracteriza pela cor verde, decorrente da presença do pigmento clorofila. Podem ter formas e tamanhos diferentes, e sua quantidade na célula também pode variar. Presentes nas plantas, em certos protistas, algas diatomáceas e algas marrons. O espaço interno é preenchido por um líquido denominado estroma. Nele há enzimas, DNA, RNA e ribossomos. Os cloroplastos apresentam DNA próprio circular, similar ao de organismos procariontes.

Nos cloroplastos ocorre a fotossíntese, pela qual algas e plantas produzem glicídios. Os cloroplastos são também capazes de sintetizar aminoácidos e lipídios que constituem sua própria membrana, por isso, são considerados semiautônomos. Possuem membrana lipoproteica dupla, sendo que a mais interna das membranas forma lamelas, compostas por bolsas achatadas chamadas tilacoides. Os tilacoides são interligados formando um conjunto denominado *granum*.

Uma característica importante dos cloroplastos é sua capacidade de originar outro por divisão.

Citologia Descomplicada

ASSUNTOS CORRELATOS:
Componentes Químicos das Células / Ácidos Nucleicos Ribossomo / Plasto / Cromoplastos e Leucoplastos

CROMOPLASTOS E LEUCOPLASTOS

PALAVRAS-CHAVE:
clorofila – pigmentos vermelhos – pigmentos amarelos – fotossíntese – armazenamento

Alguns plastos não tem clorofila, e sim pigmentos vermelhos ou amarelos, sendo por isso, denominados cromoplastos. Essas organelas são responsáveis pelas cores de certos frutos e flores, e de algumas raízes, como a cenoura, e de folhas que se tornam amareladas ou avermelhadas no outono:

- Eritroplasto, armazena ficoeritrina, relacionado à coloração vermelha;
- Xantoplasto, armazena xantofila, relacionado à coloração amarela.

Esses pigmentos são responsáveis pela absorção da luz para a fotossíntese.

Certos tipos de plastos não possuem pigmentos, sendo por isso, chamados leucoplastos. Eles estão presentes em certas raízes de caules tuberosos, e sua função é o armazenamento de amido. Os mais comuns são:

- Amiloplasto, armazena amido. Exemplos: batata, mandioca.
- Oleoplasto, armazena óleo. Exemplos: amendoim, nozes, amêndoa.
- Proteoplasto, armazena proteína. Exemplos: feijão, soja.

Quando exposto à luz, o leucoplasto pode transformar-se em cromoplasto.

> **ASSUNTOS CORRELATOS:**
> Componentes Químicos das Células / Ácidos Nucleicos Plastos / Cloroplastos

FOTOSSÍNTESE

> **PALAVRAS-CHAVE:**
> seres autotróficos – gás carbônico – água – luz – oxigênio – fase clara – fase escura – Ciclo de Calvin

Fotossíntese é o processo pelo qual as plantas e outros seres autotróficos usam gás carbônico proveniente da atmosfera, água e energia da luz para fabricar açúcares, com liberação de oxigênio. Realiza-se em duas etapas: fase clara e fase escura.

Na fase clara (luminosa ou fotoquímica), que ocorre no interior da membrana do cloroplasto, a luz é absorvida e sua energia é transformada em energia de ATP e o oxigênio é liberado. Ocorre a fotofosforilação, onde a energia da luz é usada para adicionar um fosfato ao ADP, produzindo ATP. Nesse processo participa a clorofila.

Na fase escura (independente da luz ou ciclo de Calvin) ocorre a formação de matéria orgânica no estroma, parte solúvel do cloroplasto. Participa o gás carbônico do ar atmosférico. O gás carbônico e as moléculas de hidrogênio participam de um ciclo bastante complexo, chamado ciclo de Calvin. Neste ciclo são formadas moléculas de carboidrato e água. O carboidrato sofre polimerização e dá origem a açúcares simples, principalmente a glicose.

Enfim, na biosfera, a fotossíntese é o processo básico de transformação de energia que sustenta a base da cadeia alimentar, pois a alimentação de substâncias orgânicas proporcionadas pelas plantas verdes produzirá o alimento para os seres heterótrofos. Enquanto a fase luminosa da fotossíntese fornece energia, na fase escura acontece a fixação do carbono.

ASSUNTOS CORRELATOS:
Respiração Aeróbica / Respiração Anaeróbica / Glicólise / Ciclo de Krebs / Fosforilação Oxidativa

REFERÊNCIAS

REFERÊNCIAS PARA O TEXTO

ALBERTS, B. et al. Fundamentos da Biologia Celular. Porto Alegre: Artmed, 2017.

CARNEIRO, J. JUNQUEIRA, L. C. U. Biologia Celular e Molecular. Rio de Janeiro: Guanabara Koogan, 9ª edição, 2012.

LAURENCE, J. Biologia. São Paulo: Nova Geração, 2010.

LINHARES, S. GEWANDSZNAJDER, F.; PACCA, H. Biologia Hoje. São Paulo: Ática, volume único, 2016.

LOPES, S.; ROSSO, S. Bio. Manual do Professor. São Paulo: Saraiva, v. 1, 2013.

MENDONÇA, V. L. Biologia. Manual do Professor. São Paulo: AJS, v. 1, 2016.

REFERÊNCIAS LÂMINAS

ALBERTS, B. et al. Fundamentos da Biologia Celular. Porto Alegre: Artmed, 2017.

ARAÚJO, E. J. A.; ANDRADE, F. G.; NETO, J. M. Atlas de Microscopia para a Educação Básica. Londrina: Kan, 2014.

CARNEIRO, J. JUNQUEIRA, L. C. U. Biologia Celular e Molecular. Rio de Janeiro: Guanabara Koogan, 9ª edição, 2012.

MOLINARO, E. M. Conceitos e métodos para a formação de profissionais em laboratórios de saúde: volume 2. Rio de Janeiro: EPSJV, 2010.

MONTANARI, T. Atlas Digital de Biologia Celular e Tecidual. Porto Alegre: Edição da autora, 2016.